U0312175

你能回到生病之前吗

GAVIN FRANCIS

[英] 加文·弗朗西斯 著　刘阳 译

RECOVERY

THE LOST ART OF CONVALESCENCE

中国友谊出版公司

献给我的老师们

（也就是我的病人们）

康复令我享受。

它让生病变得值得了。

——萧伯纳

致读者

　　这是关于疾病和复原、治疗和康复的书。我是一名全科医生，所受的训练基于西方医学传统对人体的认识，因而我的思考也是建构在这个传统之上的。生病既关乎病症，也关乎文化，我们对身体的看法和期望深刻地影响着我们生病的方式。而且，这些看法和期望也影响着我们的康复之路。法罗群岛的农民，泰国的工程师，秘鲁的出租车司机，苏丹的教师，他们在身体和健康方面有着截然不同的传统，他们的康复之路也很可能是不同的。

　　本书从特定医学传统的视角，我作为一名21世纪的欧洲全科医生，记录了人们对康复和疗养的一系列探索。虽然我认可其他看待身体的方式、治疗疾病的方法有其价值和优点，但我还是把对它们的讨论留给其他受过相关训练的人士吧。

书中所有病人的事例要么相当常见，没有辜负病人的信任（暴露其隐私），要么已经对主角的身份做了充分的伪装。此处的信任是指"完全相信"——我们迟早都会成为病人；我们都希望完全相信，相信能被倾听，相信隐私会受到尊重。

目 录

第一章

失落的康复艺术

我在 12 岁的时候发生了一场愚蠢的事故。我正和朋友骑着车从镇上回家，突然一辆巨大的货车贴着我开过，导致我紧急转了个弯。一切都发生在片刻之间：我伸出左脚想稳住自己，脚后跟却狠狠地撞上了路缘，撞击的力量让我从自行车上摔了下来。我倒在人行道上，躺在一片尘土之中，为自己还活着而松了口气，却无法伸直我的腿。货车一溜烟开走了。

我的伙伴们骑车去求救，过了仿佛一个世纪，也可能只有 20 分钟，妈妈出现了，她带我去了医院。X 射线检查显示，我的胫骨顶端的那块"胫骨平台"已经碎裂，一块碎骨卡在了膝关节后侧。就像一块小木片可以卡住一扇沉重的门一样，那块碎骨把我的膝盖卡住了，膝盖只能弯着。

我被送进手术室，麻醉后，一位外科医生来回拉扯我的膝盖，直到碎骨回到原位。我的腿上打了圆筒状的石膏，有人给了我拐杖，告诉我秋天再来。

整个暑假打着石膏，对任何一个 12 岁的孩子来说都是个挑战，但是只有在拆除石膏之后，我的康复之旅才真正开始，就如一场变身。我的膝盖变得鼓囊囊的，相较之下，大腿和小腿细得像两根棍子，因为我消瘦且营养不良。在石膏的保护之下，一片纤细的体毛长了出来，被骨头一样白的皮肤衬托着，显得出奇地黑。我试着走了走，但膝盖摇摇晃晃，吃不住劲儿。

过了好几个月，我的腿才又感觉像是我自己的。为了恢复肌肉，这几个月我进行了枯燥而艰苦的锻炼。重新学习走路的过程不是由医生引导的，而是依靠一对活泼开朗的物理治疗师，我记得他们的办公室里有明亮的灯光、崭新的长凳、重物、弹力带和装在墙上的体操杠。我还记得地板清洁剂特有的类似消毒水的气味，以及经常和同一位先生一起锻炼的情景。他在一场摩托车事故中腿部骨折，我是之前在病房里认识他的。他身材魁梧，有黑色的唇髭和胡茬，一只耳垂上挂着一个精致的金耳环。当我们一起呻吟、流汗、举起脚踝上的重物时，他开玩笑说我恢复得比他快。

现在，每当说起那段康复期，我就会想起在家里度过的一个个下午，我在阳光下看书，做理疗训练——一开始只是试探着，然后一点点越来越踏实。那些日子里充满了各种声音：花园里的鸟儿，远处的汽车，风吹过屋后的大片麦田。12 年来，我的身体很少停下来，让它一动不动似乎很不自然。仿佛因为我的伤，时间的本质已经扭曲和转变了。生命的流动已然停滞，但正是这种停滞给了我治愈的机会。

这不是我的第一次康复经历。更早几年前的一天早上，我醒来时感到头痛欲裂、胃内翻腾，突然明白了"头离不开枕头"这句话的意思。我的全科医生被叫来了。这位老派的好心人检查了一下，怀疑是脑膜炎，赶紧把我送到一小时车程外的一家传染病医院，在那儿我确诊了脑膜炎。我在那家医院里住了八天八夜，病房的窗户很大，窗外有树，午后的阳光也能照进来。

我的脑海里已经记不得任何医生的模样了，只记得一位护士。她身穿天蓝色制服，黑发盘成一个髻，脸上挂着亲切的笑容。我还记得铁床架、耀眼的白色床单，以及地板消毒水的味道。病房内墙上的一扇窗户通向护士站——即使父母不在，我也一直受到监护。虽然我的父母每天大部分时间都轮班陪我，但他们还要照顾我的弟弟，他们不在时，我独自一个人静静地等待，一小时又一小时，等着回家。

对于肢体，我们可以将需要恢复的部分具体化，低头看着腿说"这就是问题所在"。腿部的恢复很费力，但也很直观，我的进步体现在左腿的粗细上、皮肤颜色上，还有左腿与健康的右腿的对比上。脑膜炎的康复进程则难掌握得多，恢复有什么迹象也不太清楚。一种无精打采、头脑模糊的疲惫感支配着我的每一天，给我的世界罩上了一层如梦似幻的迷雾。我的身体正在康复中，但这个过程本身让人感觉不实在、虚无缥缈，精神上、身体上都是如此。现在回想起来，这确实是我第一次体验到康复的复杂性，以及对于不同的疾病、不同的人会有且必然有的截然不同的康复形式。

在我的腿康复 6 年后，我去了医学院上学，想要成为一名医生。又过了 10 年，我进入一个颅脑损伤科室工作，作为团队的初级成员，负责照顾不断涌入的伤者——大多数是因鲁莽驾驶、跌倒或打架而受伤的年轻人。我看到他们的骨头愈合得很快，但他们的大脑却需要更长时间才能恢复。在受伤之初的危险期结束之后（去除了血块，降低了颅内压，给头骨打上了钢板和钢丝），他们将被转移到"康复病房"，在那里他们可能要住上好几个月，逐渐重新学会所谓的 ADLs（activities of daily living）——"日常生活活动"，如洗澡、穿衣、做饭等。对于某些人来说，ADLs 包括重新学习走路或说话。

rehabilitation（康复）这个词来自拉丁语 habilis（使身体健康），有恢复的意思，指再次站立、重新工作或恢复强壮。因此，康复的目的是让人变得尽可能健康，能够用自己的双脚稳稳地站立。尽管康复是临床医生的最终目标，但奇怪的是，医学教科书的索引中通常没有"康复"和"疗养"这两个词。早在 20 世纪 20 年代，弗吉尼亚·伍尔夫（Virginia Woolf）就在她的文章《论生病》（"On Being Ill"）中写道，我们缺乏一种书写疾病的模式，"奇怪的是，在文学的主要主题中，疾病并没有占据与爱情、战斗和嫉妒一样的位置"。一个世纪过去了，她的论断不再成立——我们确实有了关于疾病的文学。但我想说的是，我们仍然缺乏关于康复的文学。

我学习的医学通常认为，一旦危险期过去，身体和心灵就会找到自我疗愈的方法——在这个问题上几乎没有什么可说的了。但在当了近 20 年的全科医生后，我发现情况经常恰恰相反：

在康复的过程中，指导和鼓励是不可或缺的。虽然看起来可能很奇怪，但我的病人往往需要得到支持才能有时间来恢复身体机能。疾病不仅是一个生物学问题，也是心理学和社会学问题。我们过去的经历和期望深刻地影响着我们生病的方式，同时也影响着我们如何康复。我从其他的临床工作者（护士、物理治疗师和作业治疗师）那里学到了很多东西，他们对我的病人帮助最大，而且让我不断地意识到还有很多东西需要学习。

颅脑损伤科的治疗师们知道，康复不是一个被动的过程。虽然它的节奏和步伐往往是缓慢而温和的，但它是一种行动，而行动需要我们到场、参与、投入。无论是膝盖、头骨需要从损伤中痊愈，肺部需要从病毒感染中痊愈，大脑需要从脑震荡中痊愈，还是精神需要从抑郁或焦虑的危机中痊愈，都要为愈合的过程付出足够的时间、精力和尊重。我们要重视周遭，赞美天性和大自然的重要性，并认识到它们在加速恢复方面可以发挥的作用。多年来，我认识的许多病人都找到了一种方法，即使是非常艰难的疾病旅程，也充满意义。当疾病或残疾无法治愈时，仍然有可能达到某种意义上的"康复"，即建立一种有尊严和自主性的生活。

痛苦没有等级之分，不可能说一种病值得同情，而另一种病就不值一提。我认识一些病人，多年来，他们的生活一直受制于爱情悲剧的痛苦；还有一些病人，他们对最致命的伤害、痛苦、羞辱和残疾都能泰然处之。虽然我们很想怨恨那些看上去没有我们病得严重的人，或者当别人面对着更危险的情况时，我们会严厉地责备自己，但是，互相比较没什么好处。我们也不应该急于定下康复的时间表，更重要的是制定可实现的目标。

作为一名医生，我有时能做的仅仅是让病人安心，告诉他们某种改善是有可能的。就缓解病情而言，我向他们保证的康复可能不是生物学意义上的，而是对他们所处环境的改善。

以下各章是我从自己的患病经历以及 30 年的医学培训、行医经历中总结出来的对康复和疗养的一系列思考。其中讲述的许多事情，我真希望自己在开始职业生涯时就知道，同时我也承认，总是有更多的东西需要了解。每种疾病都是独特的，这意味着所有的康复在某种意义上也肯定是独特的，但我试图列出一些原则和指南，多年的经验证明它们有助于指引我和我的病人度过各种疾病。这是我们所有人都要经历的过程，或早或晚；我们都需要时不时地学习康复的艺术。

第二章

医院与康复

病人恢复需要时间，也需要一个安全的空间。几百年前，医院很少，传染病是人们生病的主要原因。如果有时间，疗养就在家里进行。在 19 世纪，人们逐渐意识到，一张床和一些基本的卫生措施就可以提高病人在康复期的生存率。1800 年至 1914 年间，美国的医院数量从仅有的 2 家增加到 500 多家。1860 年至 1980 年间，英国的医院床位数翻了两番。在大西洋两岸，这些蓬勃发展的医院都建立在弗洛伦丝·南丁格尔（Florence Nightingale）所推崇的原则之上，她在《护理笔记》（Notes on Nursing）中写道，医院应该"恰当利用新鲜空气、光线、温暖、清洁、安静，还要对饮食进行合理挑选和管理"。她还认为窗外应该是绿色、正在生长、有生命力的东西（这一建议的正确性已被现代研究证实）。她发明了新的统计生存率的方法，以便更好地揭示对康复影响最大的因素。她的工作表明，对于拯救生命而言，良好的护理与药物、手术治疗同等重要。

1854 年 11 月，南丁格尔带着她的护理团队来到土耳其的一家军队医院，她发现 2000 名伤员在肮脏的环境中奄奄一息——当时，死于感染的士兵比死于枪弹的士兵还多。她做的第一件事是订购 300 把刷子，并招募更多的护士。她写道："我像总经销商一样，负责袜子、衬衫、刀叉、木勺、铁皮浴盆、表格、卷心菜和胡萝卜、手术台、毛巾和肥皂。"她刚到的时候，每两三个伤员中就有一个因伤势过重而死亡，尽管当时的军方高层不赞成她的做法，但当死亡率下降到大约 2% 时，他们改变了看法。"疗养"（convalescence）源自一个意为"力量的增长"的词。对南丁格尔来说，这个词所强调的东西超过了词义本身：战胜传染病的唯一方法就是增强身体的抵抗力，保持伤口清洁，改善病人所处的环境，更有利于病人的康复。

从 1879 年到 1900 年，平均每年都有一种传染病的致病菌被找到，这些细菌是人类种种苦难的罪魁祸首。随着人们对传染病的原理有了更深入细致的了解，死亡率开始下降了。后来，有人发现了抗生素，相关药物带来的近乎奇迹的治疗效果使生存率进一步飙升。慢慢地，到 20 世纪后半叶，良好的护理是康复的关键这一理念逐渐被淡忘。住院开始被认为是低效、浪费和不必要的。一些临床医生认为，病人需要的只是正确的处方。

如今全球人口的平均寿命是 1900 年时的两倍。但是在 20 世纪后半叶，当越来越多的人能够活到身体虚弱、需要照顾的年龄，医院的床位数却急剧减少。在英国，自 1988 年以来，医院的病床数量减少了一半（从 30 万张到 15 万张），这一统计数字体现了发达国家的整体趋势。现在，作为一名全科医生，我无法把体弱的老年病人送到一个安全的地方接受专门的照护和疗养——除非有医学诊断，以及一个以病人尽快出院为优先考量的计划，否则医院难以为继。我们很难不得出这样的结论：在急于追求现代医学的过程中，我们也失去了一些重要的东西。

同样的趋势也出现在心理健康的照护方面。"精神病院"（asylum）这个词曾经意味着休息和安全的地方，但是现在可用于精神治疗的床位太少了，以至于精神病院的"庇护"（asylum）现在只提供给那些威胁自己或他人生命安全的重症病人。在20世纪早期，人们常常因为令人震惊的、微不足道的理由被送进精神病院，但是现在却矫枉过正了。作为一名医生，我竟无法基于人道主义安排病人住进精神病院以减轻其痛苦。安全因素是唯一被接受的入院理由。

如果有个安全、干净、温暖的地方可以康复，没有人愿意选择医院而离开家庭。但是最近（撰写本书时仍在持续）的大流行病暴露了医学、护理和健康系统中的缺陷，并使许多长

期存在的问题突然凸显出来。我们的社会可以
做得更多，而不只是掩盖这些缺陷：重新发现
利用充足的时间和空间进行康复的重要性。

第三章

康复之路：蛇梯棋

你可能在医学教科书中找不到带有"康复"或"恢复"的标题，但你会发现"病毒感染后疲劳"的字眼。早在古希腊时期，医生们就熟知传染病与疲劳的关系：早期的医学著作中充满了关于发烧伴有极度疲劳的描述。在我的医疗工作中，我有时会看到病毒感染使病人卧床数周或数月，少数病例甚至长达数年。对于为什么会这样，人们知之甚少，似乎与疾病的斗争大大地消耗了人体内的能量储备，以至于身体需要尽其所能地保留能量，甚至操纵人对体力的感知，使得病人哪怕走一小段路或爬一节楼梯，都会有筋疲力尽的感觉。2020年和2021年，我遇到的许多处在新型冠状病毒感染康复期的病人都有这种持续性疲劳。

如果病人不努力突破身体运动能力的极限，他们的潜力范围就会缩小，成长边界收窄，肌肉也会萎缩，最终陷入努力—崩溃—努力的恶性循环之中，并且触发每一次崩溃所需的努力也越来越少。物理治疗师称之为"盛衰周期"，而我一直把它想象成一种身体上的"蛇梯棋"。

蛇梯棋是一种古老的印度棋盘游戏，玩家通过投掷骰子在棋盘上缓慢前进。走到"梯子"上就可以向顶端推进，但落在"蛇"上则代表向底部滑落。这大概是对过山车式的康复过程的最好隐喻。

事实上，生活不是游戏，康复也不是蛇梯棋，这主要是因为在游戏中，我们前进只靠掷骰子。但是在生活的棋盘中，每一次进退在某种程度上是由我们的选择而不是运气决定的，而且每一次进退都会给我们留下宝贵的经验。每一次滑入疾病当中，我们都会学到新的策略，并发现新的"机关"，使我们在下一次生病时更有智慧。

康复无法比较。每个人都有不同的康复节

奏，需要不同的策略。这个过程可能是缓慢的，而且慢性病在不同人身上的表现可能也不同。病毒感染的长期症状对每个人来说都是不同的，包括不同程度的呼吸困难、注意力难以集中、健忘、情绪起伏、失眠、体重减轻、倦怠、肌肉无力、关节僵硬和闪回。

这些症状都是正常的，不是康复停滞或病情恶化的证据。相反，这些症状是身体和精神为对抗疾病做出反应和改变的证据，而有变化的地方就有希望。

古希腊的盖伦是角斗士的医生，他负责为那些被老虎撕咬、受剑伤、头部受打击的幸存者包扎，自然特别关注康复。他写的一本书详细介绍了受伤后逐渐加强锻炼的方法。他写道，球类运动是很好的训练，因为它们能调动身体的每一个部分，而且所有年龄段的人都可以参与，无论身体强弱。他承认，他那个时代的医生经常困惑哪些运动最适合用于在康复期间恢复体力——我现在也发现我的病人经常有这种困惑，需要我帮他们打消疑虑，他们才肯相信自己对力量、疲劳、精力和运动强度的感觉。康复需要人们使用一种关于身体的新语言，我鼓励人们去学习它的词汇。

我在发给那些处于新冠后遗症恢复期的病人的小册子里强调了"保持节奏"的重要性，这种方式与"盛衰周期"截然相反，关键是"学会认识到你能做多少，从而避免感到筋疲力尽"。处于恢复期的人要学会倾听自己的身体，这样他们就可以在耗尽精力之前放慢节奏，直至停止。及时停止意味着他们在休息后可以更快地再次开始。"当你气喘吁吁或疲惫不堪时，保持节奏尤其重要。"

物理治疗师希望康复中的病人采纳的那些重要建议对处于重病康复期的人也许有用，值得详细列出：

- 做好每天规律休息的计划；
- 不要急；
- 少量多餐；
- 进食前后的一小时内不要安排其他事情；

- 如果感到呼吸困难，学习调控呼吸（物理治疗师会教你一些方法）；

- 呼吸新鲜空气；

- 经常坐下来休息（策略性地在屋内各处放置椅子或凳子，甚至在清洗、穿衣等时候，也要经常坐下来）；

- 擦干身体可能会很累人，应该使用浴袍；

- 使用辅助工具，避免弯腰和伸手取物；

- 避免拉和举，尽量推或滑（如果你必须举起某物，要弯曲膝盖，挺直背部）；

- 一次只做一件事；

- 每一天制定可以达到的目标，目标要小而多。

第四章

给康复的许可

我刚在爱丁堡做全科医生的时候，听过我上一任医生的故事。这个故事发生在三四十年前，那是一个医生要独当一面的时代，这位全科医生的工作严重超负荷。为了减轻门诊压力，他设计了一个批病假条的方法：每周他都会预先签好病假条，一沓准许休息一周，另一沓准许休息四周。然后他就出去查房，让接待员按他们认为恰当的方式分发病假条。我听说这种做法有令人高兴的意外收获：以前对接待员粗鲁无礼或咄咄逼人的病人，一夜之间都变得彬彬有礼起来。

全科医生几乎都没有接受过提供疾病证明的训练，而且从本质上来看，疾病证明是开了一个请假休息的处方。医生们总是处于矛盾中：

法律规定医生有义务向政府提供针对个人工作能力的判断，但医生同样听命于监管机构，应当"与病人合作""把照顾病人放在第一位"。医生应该努力维持与病人的治疗关系，但这一目标有时会与政府要求的判断相冲突。专业健康医生阿德里安·梅西（Adrian Massey）曾写过有关医生角色中这种固有矛盾的文章，他将这种情况总结为"医生虽是糟糕的裁判，但却是优秀的教练"。

2013年，一项民意调查发现，超过80%的人认为"如今有大量的人虚假申请病假"。但英国政府表示，只有1.7%的病假申请是带有欺诈性的。而在这1.7%中，有足足1/3被认为是无意间的管理疏忽造成的。

在接受全科医生培训的第一年，我生病了。我在医院工作了很多年，已经取得了急诊医学实习医生的资格，但是在社区医生的新角色下，我所面对的问题的强度和广度让我感到难以负荷。鼻窦的老毛病犯了，导致眼睛上方和后面持续出现钻心的疼痛，耗尽了我所有的精力。

磁共振成像显示我需要动手术，这可能要花几个月的时间来安排。但与此同时，我还要完成全科医生培训。

虽然无法将手术日期提前，但我可以针对疲劳和压力做点什么。我没有完全停止工作，而是把工作时间减到每周三天——每临床工作一天，就休息一天。头疼一如既往地严重，但由于在工作日之间有了更多的时间休息和恢复，疼痛带给我的困扰减少了。我知道自己即将有在家里喘息的一天时间，工作的时候便能够以最好的状态帮助病人。我的培训时间会延长——需要一年多的时间才能结束培训，成为合格的全科医生——但我说服自己，没有必要为了坚持别人制定的时间表而冒着耗尽自己精力的风险。

我通过了培训，尽管晚了几个月。我的手术也成功了，疼痛治好了，我还学到了宝贵的一课。我们需要力量和精力来与疾病共存；减少工作让我储备了所需的能量，不仅是为了与慢性疼痛共处，也是为了走上康复之路。

研究远古祖先骨骼的考古学家告诉我们，从来没有"黄金时代"。在人类历史的大部分时间里，大多数人都一生劳碌、英年早逝。他们的骨头上附着强壮的肌肉，他们的关节因辛苦劳作而磨损。许多人能活到40岁就算幸运了。到了维多利亚时代，人们宣称慈善始于家门，但与此同时，对慷慨会滋生懒惰和腐败的担心也扎下了根。即使是病人，也得为了生计工作——慈善救济是不多的，由"劳动济贫所"或"救济院"提供，那些地方的人预期寿命低得令人震惊。

许多我批准休病假的病人，如果能够得到支持，绝对可以从事一些工作。而且，工作能从各个方面帮助病人康复——通过身体和精神上的努力，病人能够获得目的感、满足感，建立人际关系，还能有一份收入。如果可以把病人送入一个帮助性的复工项目中，而不是简单地给他们批病假，我会愿意那样做的。但事实是，帮助病人重返工作岗位所需要的那种支持比病假制度更加费时费力，政府没有意愿去提供。

如果我们渴望建立一个比"劳动济贫所"时代更文明、更有同情心的社会，那么就必须接受这样的事实：谁能工作，谁不能工作，不仅是一个客观的判断题，也是一个关于同情心、社会和文化的问题。

康复需要时间，而我们对这段时间的重视程度最终取决于政客们会支持什么。我们在提供病假福利方面比过去做得更好。在1945年至1995年的半个世纪里，英国的病假福利支出增加了9倍，但要提供一个真正帮助性的福利安全网，无论贫富，让每个人都能恢复到最佳状态，还有很长的路要走。有许多政客将福利的适度增加视为病态社会的证据，但我更愿意将其视为令人鼓舞的迹象，表明我们正在慢慢地（太慢了！）进入一个更有同情心的社会。英国的病假补助也不像一些人说的那样，是一种对国家财政不可持续的消耗。

这项支出经常被各路小报妖魔化，但它不到2008年金融风暴后政府资助银行的总金额的0.002%。病假审批的另一个奇怪的点是，它的规则使用法律术语,是在议会或法院的对抗性环境中制定的,这种对抗性和就诊的合作性有很大差异。而如果没有这项福利,就会导致广泛出现因病致贫。

政治家安奈林·贝文(Aneurin Bevan)在创建英国国民医疗服务体系(National Health Service)的过程中发挥了关键的作用,他主张疾病"既不是人们必须付费的享乐行为,也不是应该为其受罚的违法行为,而是一种不幸,其代价应该由社会共同承担"。这句话实际上并非出自贝文之口,而是由一位名字叫作 T. H. 马歇尔(T. H. Marshall)的社会学家写的,用来概括福利国家的指导原则。这句话被广泛传播和引用,因为我们打从心底赞同它的正确性:疾病不仅是个人的灾难,也是社会的灾难;帮助缓解疾病的影响是我们所有人——作为一个群体——必须参与的事情。

我常常希望"神经衰弱"这个词能重新得到广泛使用——这个传统的疾病名称有足够的

包容性、模糊性、戏剧性和弹性，可以在各种情况下使用。它可以强调人们所处危机的严重性，同时避免给他们贴上患有难以摆脱的精神病的标签。它可以让人们花适当的时间来恢复，时间因人而异，因情况而异——无论是从精神崩溃中恢复，还是从断腿或肺炎中恢复。

我经常听到某人讲述在工作中遇到的困难，然后列出症状，从失眠到肌肉痛，从头痛到疲倦，最后得出结论："你的工作让你生病了。"我知道一些无良公司通过简单统计办公室病假率来衡量可以对员工施加多大的压力——不断增加工作量，直到病假率达到一定的值，之后经理才会减轻工作压力。客服中心的工作非常容易催生焦虑和压力，员工离职率比其他办公室工作高75%。我有许多病人是在这样的客服中心工作（往往是为那些在10多年前接受纳税人慷慨援助的银行服务）。有些雇主慷慨、有良心，但有些雇主却压榨员工。

精神崩溃，无论是抑郁、狂躁还是极度焦虑，往往都由这种工作环境引发。在英国医保的计算机系统中甚至有一个现成的编码，用于在这种情况下开出疾病证明：R007z工作压力。耶鲁大学的精神病学家保罗·B. 利伯曼（Paul B. Lieberman）和约翰·S. 施特劳斯（John S. Strauss）在一项研究中称，这种压力源自"被迫从事一种与（病人）自己的目标和愿望相悖的活动"。

我在20世纪90年代开始接受医学培训；此前的50年间，全科医生要处理的疾病种类呈几何级数增长。抗生素、类固醇、化疗和吸入器等治疗手段变得如此有效，以至于人们开始指望医生对他们身上的许多其他问题进行类似的治疗——这些问题几乎不适合用药物治疗。我的全科医生培训开始于一个贫困社区，我记得那里的医生提醒我，对一些病人来说，疾病证明或许会是我开过的最重要的处方。当时的《医生访谈》（*Doctors Talking*）一书总结了这种想法，记述了一系列对苏格兰各地的全科医生的匿名采访。他们有的在小岛，有的在城市，有的在富裕社区，有的在贫困社区工作。其中一位在特别贫困的市中心贫民区诊所工作的全科医生说：

> 对我来说，通过提供更多的钱来应对贫困所导致的不良健康状况，与给患有肺炎的病人开抗生素没有什么区别。在每一种情况下，我都只是对症治疗而已。正如某些药物对特定的疾病有效，更多的钱、假期或更好的房子，也能改善病人的健康状况。

减少社会的不平等是救济的主要工作，更应该是政治家的职责，而不是医生的。但医生有时也可以提供疾病证明，让病人获得康复所需的时间。这完全取决于你如何看待医学，以及你认为医生是负责开药的还是负责缓解痛苦的。我很清楚自己会选哪个。

匈牙利精神分析学家迈克尔·巴林特（Michael Balint）写道："患病，尤其是正处在病中，被许多善良的人认为是种亏欠，是为自己要求不公平的优待。"巴林特活跃于20世纪40年代和50年代，同时从事写作，他的书中充满了那个时代随处可见的偏执。我不禁好奇，我这个时代又有哪些偏见会激怒未来的读者。但是，尽管有那么多刺耳的说法，他的作品中仍然有一些深刻的见解。他做了大量的工作来了解人们向全科医生提出的问题的本质。他注意到大多数人害怕在寻求帮助时被视为能力不足、装病或虚弱。他写道："他们内疚于得到的关注比他们自认为应得的多，内疚于不工作，内疚于靠别人供养，诸如此类。"对巴林特来说，真正的装病者（malingerer，意为"那些会假装生病的人"，他们这样做是因为相信这会给他们带来生活上的好处）是罕见的。"这种人是为了得到超出他们应得的东西，对他们来说，任何疾病的假象都是求之不得的，他们会格外努力地去'生'病。"作为一个精神分析学家，巴林特感兴趣的是，在他看来，两种病人——勤奋的和懒惰的——都被自责困扰着。"这两类人都感到内疚，尽管原因不同。如果医生不能对他们的内疚做些什么，就很难让他们康复。"

自我同情是一种被严重低估的美德，而现代生活的节奏往往与康复的节奏背道而驰。我们常说当前的经济不景气，我的许多病人都是工人，他们感受到很大的压力，认为自己需要最大限度地提高产出，以避免成为"包袱"。一个半世纪前，经济学家和哲学家们曾预言，伴随着工业化进程，人类将有机会享受前所未有的繁荣和安逸。但大多数人的经历并非如此。其中最有名的要数伯特兰·罗素（Bertrand Russell），他在文章《赞美闲暇》（"In Praise of Idleness"）中总结道：

> 现代生产方式为所有人提供了获得轻松和安全的可能；可我们却选择让一些人过劳，让另一些人挨饿。到目前为止，我们仍像在有机器之前那样卖力。在这一点上，我们是愚蠢的，但没有理由永远这样愚蠢下去。

要最大限度地提高生产力的压力是人很早就习得的，这对打破什么是成功生活的固有观念是一个挑战。但是，我们如果不改变这些观念，就不可能腾出时间来康复，也不可能理解休息和恢复的价值。

奥利弗·萨克斯（Oliver Sacks）的《感恩》（*Gratitude*）并不是一本关于康复的书，而是关于疾病带给人的意识的延展，以及他与正在慢慢杀死自己的癌症的和解。随着病情的发展，萨克斯发现自己开始思考什么是良善的、有价值的生活——古希腊人称之为"eudaemonia"（蓬勃发展），而不是人生中简单地"活着"那一面。

为了蓬勃发展，我们必须分配休息和思考的时间。印度诗人泰戈尔总结了这一观点："在生命的律动中，暂停对于生命的复原是必需的。生命在自身的活动中不断地消耗自己，燃烧着它所有的燃料。"大多数人都能认同泰戈尔的观点，也会想起这样的经历：感觉自己仿佛燃油耗尽了，在"空转"，需要"给电池充电"。这是一幅生动、清晰可辨的图景，我在讨论康复问题时经常拿汽车或手机电池做比喻。

在《感恩》的一篇文章中，萨克斯还解释了对他来说和谐、安宁的感觉对康复是何其关键。当一个人接受了一种制度性或强制性休息的时候，"当一个人可以感觉到他的工作已经完成，并可以凭良心休息时"，会有一种平和的感觉。这种"良心"是发自内心的。他一直不愿意休息，直到接近生命的尾声——接受针对恶性黑色素瘤的治疗时，他才愿意休息。他开始欣然接受每七天进行某种休息的必要性——蕴含于"安息日"（sabbath，希伯来语中意为"第七"）中的古老概念。工作场所需要"安息日"来确认这种加油或充电的必要性。

"安息"原本是近东的传统，每过七年，一个富有的（一定是男性）户主要释放他所有的奴隶，让土地休耕，而他自己去旅行或朝圣。安息是一种社会制度，它强制人们从日常工作和工作压力中解脱出来，以便能在重返工作岗位的时候焕然一新。离开熟悉的环境一直是康复的最佳途径之一。

我们都可以时不时地休个长假，尽管每七年就休息一年似乎有些极端。在我自己的全科诊所里，我和我的同事们在合同中正式确定了一个折中方案：每五年休息三个月。从假期回来时，我会感到很放松，重燃热情，充满活力。这是假期的益处。我无法改写病人的雇佣合同，确保他们享有休长假的权利，但我可以鼓励他们想办法去尝试。

第五章

旅行的意义

人们常说，改变和休息的好处一样多。自从希波克拉底的时代以来，人们就一直敦促康复中的病人去度假。我尽可能建议他们去度假，还听说在瑞典和芬兰，医生甚至可以开假期处方，由纳税人支付费用（用于治疗银屑病——显然，让斯堪的纳维亚半岛的人去享受阳光明媚的假期比支付医院的紫外线治疗更省钱、更有效）。古罗马政治家西塞罗说，他那个时代的医生经常建议那些正在康复的人换个地方："很多时候，治疗是通过换个地方来实现的，就像通风对尚未恢复体力的病人有好处一样。"其原理是，如果某件事情不起作用，那么就改变它：有时我们需要改变，需要新的空气、新的经验和新的思考，以便摆脱无益的思维习惯。达尔文注意到，这一生命的普遍真理似乎不仅适用于人类，也适用于动物和植物，甚至适用于被农民从一种气候移植到另一种气候的种子和块茎。

在中世纪，那些健康状况不佳的人经常去朝圣，他们主要是出于宗教的动机，从旅行中获得的任何好处往往被归结为神的干预，而不是环境的改变。乔叟的《坎特伯雷故事集》将治疗作为朝圣者的主要动机之一："尤其，他们从英格兰的每一个郡的角落出发，前往坎特伯雷，寻找圣洁的幸福殉道者，他在他们生病的时候帮助他们。"连续几周步行或骑马的挑战肯定是相当大的——旅行（travel）和苦难（travail）具有同一个词根——如果是较长的旅程，肯定有许多体弱的朝圣者死在路上。但是对于那些成功完成长途朝圣的人来说，精神目标的达成，以及克服磨难所获得的成就感，一定对身体和心灵都有极大的益处。很难有比一睹魔法或圣物更值得信赖的安慰剂了，关于这一点，想必你听说过许多治愈疾病的证言。

许多年前，一个持怀疑态度的病人在他女儿的要求下去了卢尔德朝圣。他患了癌症，濒临死亡，当他回到我的诊所时，很明显他的病情有增无减。但他并不后悔这次旅行，对他来说，抵达圣地以及被其他朝圣者围绕的经历，与我开出的吗啡处方一样有价值。

旅行或朝圣使我们远离了导致疾病的特定环境，脱离了引发疾病的相关因素，有时这足以使疾病轻松地消退。为了踏上旅程，我们常常不得不把生活中的义务丢在一边，在那个放手的时刻，我们有可能更清楚地看到这些义务中哪些是真正可有可无的，哪些应该重新拾起，并想明白在我们回来时如何重新安排它们——如果有必要的话——这才是最好的。但是，即使在疾病顽固地粘在身体或心灵上的情况下，长途旅行或度假也提供了新的视角和策略，使我们能够重新与疾病和解。

正如公路旅行可以起到治疗作用一样，书页间的精神旅程也可以。在杰克·凯鲁亚克（Jack Kerouac）的《在路上》（*On the Road*）一书里，叙述者萨尔·帕拉迪塞（Sal Paradise）断言，虽然离婚使他可以自由地旅行，但他的旅行是一种康复的形式（"我刚刚摆脱了一场重病"）。60 多年来，凯鲁亚克的书一直被神游旅行者（armchair traveller）作为一种解放之旅的替代方式。对于那些无法去外国度假的人来说，康复中的日子可能是千篇一律、沉闷不堪的，况且康复中的病人很容易有种陷入牢笼之感。而书籍可以打开病室的门，通往更辽阔和自由的天地。

关于书籍对恢复健康的价值，J. R. R. 托尔金（J. R. R. Tolkien）在《树与叶》（Tree and Leaf）中写道：阅读是"一种假期，一种提神的过程。它对康复极佳；不仅如此，对许多人来说，它是进山最好的指南。在某些时候，它能创造奇迹"。这是一个美丽的想法：书籍作为我们的海路和铁路，我们的小径和轨道，带着我们踏上康复之旅。

第六章

用于康复的建筑

对于富有的人来说，在疗养院、温泉中心或康复医院休养一段时间曾经是很平常的事。这些地方的设计考虑的是病人的利益和舒适性，而非工作人员。如今，新医院的建筑合约是公开招标的，建筑师们竞相提出最便宜的设计方案。新医院往往与机场和超市有很多共同之处：低矮的塑料天花板、极少有自然光、前院有便利店、不能打开的窗户，如果说有什么景致，那就只是停车场，而不是南丁格尔喜爱的绿地。

现代临终关怀医院是个例外，它们几乎绝无仅有地保留了老式疗养医院的要素——花园、空间、安静和自然光。我接受医学培训的两家爱丁堡医院碰巧都曾是疗养医院。第一所玛格丽特·罗斯公主医院建在城市南部的一处峭壁上，它的天井和宽大的窗户是倾斜的，可以充分利用苏格兰微弱的阳光，以及来自彭特兰丘陵的气流。我记得自己作为一名医学生，在那些洒满阳光的病房里查房，听着风吹动窗户的声音。它最初是结核病医院，在那个年代，治疗结核病的唯一方法是时间、干净的空气和休息（尽管他们偶尔采用萎陷疗法让受病情影响最严重的肺部萎缩，以使结核杆菌缺氧）。随着抗生素的出现，结核病医院已经全部关闭，但随着它们的消失，我们也失去了一些有价值的东西。在瑞士，一些古老的疗养院已被改造成医院的科室，用于治疗无法快速治愈的慢性病——精神疾病、酗酒、药物依赖。这些疾病的患者有各自的康复之路。

在我接受培训的时候，玛格丽特·罗斯公主医院只用于进行骨科手术。我在那里看到许多骨折病人，他们的伤处都是用钛钉和钛板固定的；他们都受益于传统结核病医院人性化的建筑——所有房间都在同一层，走廊宽敞，利于轮椅通行，还有那些明亮的朝南的病房。这也让人想起了那个为病人保留优质地产的时代。和许多老医院一样，如今它已经被推倒了，取而代之的是抢手的豪华住宅。

我接受培训的另一家曾经的疗养医院仍在运行——至少目前是这样。在洛锡安卫生档案中，这样记载了阿斯特利·安斯利医院的建立：

> 中洛锡安郡科斯特顿的大卫·安斯利（David Ainslie）先生于 1900 年逝世。他给受托人留下了指示：在 15 年后，他的剩余遗产要用于"建立、资助和维持一所以阿斯特利·安斯利命名的医院或机构，以救济和照顾爱丁堡皇家医院的病人"。

购入了 4 座豪宅即磨坊岸、南岸、迦南楼和迦南公园后，医院于 1923 年营业。在随后的 10 年里，医院在这些豪宅之间建造了一系列粉刷过的配楼，每栋配楼都被树木掩映的小路、精心修剪的草坪和毫无杂草的花坛所包围。当时，爱丁堡的主要医院即爱丁堡皇家医院，在城西的科斯托芬有一个专门的"康复科"，但那些需要长期护理和休养的病人会被转到阿斯特利·安斯利医院。档案还记载，阿斯特利·安斯利医院"也可能接收需要增强体质以准备手术的皇家医院的病人"。请想象一下：一家医院不仅会照顾病人直到他们足够强壮，可以"正常生活"，还会接收手术前的病人，使他们尽可能地健康。在20世纪40年代和50年代，爱丁堡有如此多的康复医院床位，以至于有一个单独的委员会管理它们。我们已经有半个多世纪没有设立过这样的委员会了，因为我们不再重视那种方式的疗养。

今天，阿斯特利·安斯利医院仍在以它自己的方式关注着康复问题——它是因伤或因神经系统疾病（如中风或多发性硬化）而致残的人休养和康复的避风港。其物理治疗师的人数超过了医生。但它也面临着威胁：如果医院被卖掉以开发住宅，其病人被转移到其他新式的医疗机构，这将对爱丁堡人民（和大卫·安斯利先生）造成巨大的伤害。

第七章　休息疗法

我喜欢把 1900 年时任费城医师学会会长的西拉斯·韦尔·米切尔（Silas Weir Mitchell）医生想象成 19 世纪后期的典型医生形象。也许在查房时，他头戴高礼帽，身穿燕尾服和紧扣的马甲，马甲里揣着挂金链的怀表；为那些自费病人治疗时，他用的医疗包是由抛光的皮革制成的。他是一名神经病学家，当时还没有大脑疾病和精神疾病的区分，他提出"休息疗法"并积极倡导。这是为当时被称为"神经衰弱"的疾病开出的处方，鼓励病人一次在床上躺上几个月，遵循所谓的"血液和脂肪"饮食。弗吉尼亚·伍尔夫在《达洛维太太》（*Mrs. Dalloway*）中嘲笑过韦尔·米切尔的想法："（你）命令他们卧床休息；隔离休息；默默地休息；不准会见朋友，不准看书，不准传达信息；要休息六个月，直到入院时体重为七点六斯通的人出院时增加到十二斯通。"①

女性比男性更推荐接受这种治疗。在短篇小说《黄色壁纸》（"The Yellow Wallpaper"）中，美国最早的女性主义作家之一夏洛特·珀金斯·吉尔曼（Charlotte Perkins Gilman）揭露了医疗机构以"治疗"为借口，违背当事人的意愿监禁她们：迫使不听话的妇女进入一种更弱小、更被动的角色。这种角色今天仍然影响着人们对康复中的病人的看法。韦尔·米切尔的"休息疗法"提醒我们，医生往往拥有界定我们如何看待自己的权力，以及我们如何被看待。他的建议在今天被视作当时医学界普遍存在的某种厌女症的象征，而这种厌女症我们至今仍未完全摆脱。

卧床几个月，只管吃和睡，这听起来对康

_____

① 《达洛维太太》，谷启楠译，人民文学出版社，2003年。1斯通 ≈ 6.35 千克。

复中的身体或心灵而言是完美的，但韦尔·米切尔的建议在医学上并不可取：它有可能使肌肉溶解，还会使社会生活赖以维持的人际交往日渐凋零。我们是群居动物，需要在社会中活动，任何没有考虑到这一点的康复方法都注定要失败。

当我的病人感染肺炎时，我会开一个为期一周的抗生素疗程（如果有一定程度的慢性肺损伤，则开两个疗程），并把我在病房里学到的建议嘱咐给病人：多喝水，深呼吸，在床上休息的时候把身体垫高，重力可以辅助膈肌，使肺部充分吸入空气。我告诉那些病人，即使使用抗生素，年龄每增加 10 岁，从这种感染中恢复的时间就会增加 1 个星期——对一个 80 多岁的人来说就需要几个月。抗生素用完后的一段时间内，还会有痰和黏液从肺部咳出，但这些都是痊愈的一部分——胸膜的自我更新。尽管有这些提醒，但当抗生素疗程结束时，还是有许多人惊讶于自己没有完全恢复。

尽管有缺陷，韦尔·米切尔的建议对我们

仍有一定的价值，因为他特别强调给病人充分的康复时间的重要性。在前抗生素时代，即使是年轻、强壮的病人，也要至少用一个月的时间度过初期最凶险的肺炎危险期——在这一个月里，反复而痛苦的高烧常常让他们失去 1/4 的体重。韦尔·米切尔把这种代价叫作"欠疾病的债务"。但是，与这种代价相伴的是生命力的同等增强或复苏：我们把疾病想象成一种与死亡的斗争、一种常年的死亡威胁，我们从中逃脱，仿佛重生。他写道："数以百万计死去的分子正在以更好的状态得到恢复，你不仅焕然一新——或者人们说的'重新开始'——而且获得了再次成长的力量。"

韦尔·米切尔认为，康复还有其他"友好"的方面，这可能是一段从工作和家庭责任中解放出来的宝贵时间。"病人感到世界很平静，于是静静地躺着，并反思生病这件事从整体上讲是否有其宝贵的一面。"

除了"休息疗法"之外，韦尔·米切尔还因另一种康复方法而闻名，人们称之为"西部疗法"（"西部疗法"和"休息疗法"一样，都是时代的产物）。他更推荐男性神经衰弱病人使用这一疗法。接受建议的病人会前往美国中西部，到牧场或山区工作，在那里他们必须席地而睡，还得放牛或伐木。"西部疗法"的拥趸包括西奥多·罗斯福（Theodore Roosevelt）和沃尔特·惠特曼（Walt Whitman），他们都在19世纪70年代和80年代去"西部"生活过一段时间，目的是治疗神经衰弱。

将"休息疗法"和"西部疗法"视为相互排斥的两种康复模式是错误的，因为它们显然具有相同的目标——帮助人恢复健康和体力。根据我的经验，与其把活动和休息分开——更不用说按性别来区分——不如把两者结合起来，这是对每个人都更有益的做法。重视休息、运动和积极参与事务可以并行不悖。

在为美国心理学会撰写的一篇文章中，文学学者安妮·斯泰尔斯（Anne Stiles）讲道，韦尔·米切尔的想法在很大程度上仍然是康复医学理念的一部分，在这个时代，"压力过大的男女企业高管都会到原始的大自然中放松和发现自我，有时还结合高强度的运动，如骑行或登山"。现在，男性和女性被一视同仁地鼓励"去西部"寻求身心恢复，这是一种进步。同样，他们都会因承认休息的必要性而受益。但是，并非只有位高权重的成功人士才可以从改变环境和回归自然中受益。

活动对我们有好处，毕竟有一个学科致力于研究"作业疗法"，但韦尔·米切尔心目中的那种自然环境，似乎具有一些特别有力量的东西。几年前，一个从事计算机工作的年轻人每隔两星期左右就会带着新的症状到我的诊所就诊，如头痛、膝盖痛、皮疹瘙痒、喉咙发紧等。他觉得自己的膀胱好像从来没有彻底排空过，又永远无法完全填满。每当我搞清楚他的一个症状，他的主诉就会变样，让我不得不重新开始。显然，他想要的是别人承认他的痛苦，而不是治疗。

我开始和他探讨这个问题，指出他的症状经常变来变去，而这往往是他生活中潜在的不满、郁闷或压抑的标志，而不是什么身体上的问题。我好奇，他在内心深处是否知道他需要改变自己的生活方式。

有一天，他没按约来就诊。这本身并不稀奇，但当我好几个月都没有听到他的消息时，我怀疑自己是否做了什么冒犯他的事。我问接待员，他是否已经不在我的注册名单上，并转到了别的医生那里，但是没有——他仍然在我诊所的注册名单上。

他终于联系了我，却是通过一张明信片——一幅雪山景象，一片森林，贯穿前景的河流上有一队皮划艇。照片下方印着苏格兰高地的一个活动中心的名字，背面潦草地写着一些话，说他已经在"休息"和"去西部"之间找到了自己的平衡。"亲爱的弗朗西斯医生，"上面写道，"我在这里工作了一整年，他们给了我一份长期工作。新的生活节奏很适合我，所以感谢你的帮助，但我应该不会再回去了。"

第八章　回归自然

所有有价值的康复行为都必须与自然过程协同工作，而不是与之对抗。青霉素类的抗生素并不能"杀死"细菌，它们只是阻止了细菌菌落的生长，让身体去做余下的事情。一个以"治疗"为目的的医生，其实更像是以"种植"为目的的园丁——实际上，大自然几乎包办了所有的工作。甚至当我为病人缝合伤口时，缝合材料本身并没有使组织愈合——那根线只是一个框架，引导身体进行自身的恢复工作。

　　对于文艺复兴时期的艺术家和解剖学家来说，艺术和科学没有什么差别：两者都是赞美和理解世界真相的方式。他们还在我们寄居的身体和滋养我们的环境之间看到了某种连续性。在现代科学兴起之前，许多传统的医学方法认为身体嵌于宇宙当中并反映了宇宙：我们周围的环境是恢复的关键。古希腊的医学依赖于饮食调理和最适气候的选择。疾病源于身体与宇宙共享的元素的紊乱，物质的四种元素应与维持生命的四种"体液"相对应。这种观点在 16 世纪仍然盛行。达·芬奇写道："如果人是由土、水、空气和火组成的，那么地球的身体也是如此；如果人体内有一个血液的湖泊……那么地球的身体有它的海洋，也会有潮汐涨落。"

如果走得太远，纠正内部和外部环境不平衡的想法可能会导致危险的骗术——宣扬用"水晶疗法"治疗白血病或用"区域反射疗法"治疗败血症。但是，现代医学的非凡成就却可能错误地让身体脱离滋养我们的环境。我们是高级动物，是生命世界的一部分，在成长和无序之间徘徊，这是托马斯·曼（Thomas Mann）在他伟大的康复小说《魔山》（*The Magic Mountain*）中所探讨的问题，小说中的主人公躺在阿尔卑斯山高处的疗养院里，思考疾病和康复的本质：

生命到底是什么？……这就是那原本
不可能存在的东西的存在，这就是那在分
解与再生的既复杂又热烈的过程中，甜蜜、
痛苦而又艰难地在生存之点上保持着平衡
的东西的存在。它既不具有物质性，也不
是精神。它是介乎两者之间的某种东西，
是一种现象，一种以物质为依托的现象，
就像瀑布上的彩虹，就像火焰。①

在我接受医学培训和在诊所和病房里工作
时，身体属于绿色有机的生命世界这一理念经
常被人忘记，因此当我读到一位医生将这一理
念作为临床治疗的核心理念时，我感到非常惊
讶。维多利亚·斯威特（Victoria Sweet）是加
利福尼亚大学旧金山分校的医学副教授，还拥
有中世纪医学史的博士学位。多年来，她在一
所救济院工作，救助那些无处可去的穷人。那
是美国仅存的救济院。

_____

① 《魔山》，杨武能译，上海文艺出版社，2014 年。

斯威特在《天堂中转站》（*God's Hotel*）一书中写道，在多年阅读中世纪修女和治疗师圣希尔德加德·冯·宾根（Hildegard von Bingen）的相关材料之后，她得出了结论：为了更好地描述康复的目的，我们应该重新使用圣希尔德加德的"绿化"（viriditas）概念。被治愈就是被那种使树和人焕发生机的力量重新激活，医生的工作更像园丁，而不是机械师。斯威特逐渐意识到，医生遵循了2000多年的"四要素法则"——物质的四种元素，四季，四种体液，四种"体质"（热、湿、冷、干）——仍然是一种有效看待身体及其需求的方式。太冷则加温，太干则加湿，依此类推。园丁这样看，医生也是如此，因为它把平衡的概念放在中心位置——健康是所有极端之间的平衡，它本身不是一个需要"达到"的终点或"实现"的目标。

毋庸置疑，直到最近，医生还必须学习植物学，不仅是因为许多药物都是从植物中提取出来的，还因为研究植物是了解生命的一种途径。我小时候的全科医生，也就是将患上脑膜炎的我紧急送往医院那位，告诉我他必须上植物学的课，这是 20 世纪 50 年代爱丁堡医学院的课程之一。但是，随着 20 世纪后半叶的药物革命，我们似乎已经忘记了更广泛的康复疗法的重要性。斯威特在书中描述，圣希尔德加德对病人的照护方法可与她在修道院花园的工作相媲美。康复是按照相同的原则进行的，她思考身体对营养物质、光和水、休息和锻炼的反应，就像她思考如何帮助植物生长一样。

"医生"（physician）这个词可以追溯到希腊语的自然（physis）和生长（phuo）。就像植物一样，为了重获新生，我们需要正确的营养物质、正确的环境、正确的资源及不受打扰的"养生之道"——斯威特将其总结为"食医生、静医生和乐医生"。

今天，我们的养生之道只剩下千篇一律的禁令，减肥、降低胆固醇、每天 8 小时睡眠、锻炼身体和保持心情愉悦。希尔德加德和前现代医学则更为细腻。只要适合季节、气候和个人，就无所谓好坏。因此，她可能让厌食的人喝啤酒增肥，而不让胆汁质的人喝红酒；在春天，建议吃新鲜的植物嫩芽；在冬天，建议吃炖菜。让患相思病的人分散注意力，让散漫和焦虑的人集中精神。

这种看待康复的方式已经被排挤到现代医学之外，因为它的过程需要慢慢来。斯威特写了另一本书，名为《慢医学》（*Slow Medicine*）。书中着重指出，在缩短住院时间的竞赛中（在美国的大环境下，还延伸到节省资金和增加利润），任何对缓慢康复价值的强调都被弃之不顾。斯威特并不是要回归中世纪的医学，也不会放弃血液检查、影像诊断、机器人手术和抗生素，她希望看到时间在医学实践中重新得到重视。我也希望如此。

第九章

理想的医生

伟大的加拿大医生威廉·奥斯勒（William Osler）写道："知道得病的是什么样的人比知道病人得了什么样的病重要得多。"我还要补充上"同样重要的是，要知道每个病人需要什么样的医生"。医生将他们自己的个性和经验带到了每一次治疗中，我们知道，如果病人能感受到医生同情他们的忧虑，那么他们的身体会恢复得更快。对"同情疲劳"的心理学研究表明，医学生在开始学习时充满了同情心，但他们在这个行业工作的时间越长，同情心似乎就变得越少。我们这个行业需要做得更好，使医生不至于倦怠，但我也认为把同情心定性为一种恒定不变的个人品质是错误的，每个医学生或医生具有的同情心可多可少。我自己体验到的医学中的同情，是一种更有活力和生命力的东西——两个人之间的理解和联结。一些医生无疑比其他人更愿意接受这种联结，但这仍是一个双向的过程，不是独奏而是二重奏。

全科医生兼作家约翰·劳纳（John Launer）讲述了一个故事。有一个病人在他的诊室里一边坐下来一边声明："我有三个问题。"英国医保的拨款方式决定了全科医生分配给每个病人的时间大约为 10 分钟，因此对于这个病人的每个问题，劳纳只有 3 分钟来解决。劳纳不慌不忙地问道："那么第四个问题是什么?"在他的《如何不做医生》(How Not to Be a Doctor) 一书中，他写了这次门诊的后续发展："（第四个）是她既害怕又急切想告诉我的问题，我们再也没有回到最初的三个问题上。"

doctor（医生）这个词来自拉丁语 docere，意思是"教导"或"指导"，就像你曾经的每一位老师都以不同的风格教学一样，医生也有不同的工作风格。有人认为任何医学分支都有一个统一的方法不仅错误，而且将导致糟糕的医疗服务。劳纳是凭他的直觉工作的，而不是他的医学训练。尽管那次他的直觉发挥了作用，但是直觉也很容易出错。在一个正常工作日的三四十次接诊中，我肯定有几次判断失误，猜错那个病人需要我做哪种医生。

劳纳所说的那种直觉是教不了的，可以教的是根据良知和经验所发出的微小声音来采取行动的信心，这些声音能指明医患关系何时将从非常规的方式中受益。医生应远离教科书提供的解决方案——那种精心安排好的路径，进入更不寻常、更即兴的领域。

精神分析学家和儿科医生唐纳德·温尼科特（Donald Winnicott）认为，医生应该熟悉他所说的人类心理学的"机制"，但也不可太过熟悉，以免失去"自发性和直观感受"；对温尼科特来说，医生最好依直觉行事，而不是让教科书来告诉他应该做什么。这就在现代医学中制造了一种冲突：一种观点认为临床治疗应该是可测量、可复制的，因此可以接受专业标准的监管；而另一种观点认为临床治疗是医患二人之间独一无二的神奇魔法，在一个不可再现的时刻，它将彼此的经验合而为一，并改变了他们自身。

医生必须具备良好的医学知识，这一点无可争议。但有待商榷的是，科学知识到底是医学实践的终点，还是它的起点。当然，对于不同的人来说，答案可能是不同的。我有一些病人只把我看作获得专科医生帮助的渠道；而另一些病人则希望我作为科学机构的代表，只告诉他们真实的病情；还有一类病人，他们看医生是为了体验被关心的感受，获得康复的信心，即使他们已无药可救。

杰伊·格里菲斯（Jay Griffiths）曾这样讲述她的全科医生："医生对病人康复有信心还是缺乏信心会影响他们疾病的结果。"在她精神崩溃的那段时间里，她一直找这位医生看病。这位医生的保证不曾间断，这种保证源自他对她的深刻了解。他曾经见证过她康复，并且多年来见过那么多病人康复。"'你会好起来的，你会好起来的。'这是一句令人无法忘怀的咒语，"

格里菲斯写道，"它使我产生了信念，这种信念在很大程度上发挥了治疗的作用。"

对格里菲斯来说，如果只让她了解自己的病情，就是一种伤害；如果约翰·劳纳静静地听他的病人说着三个无关紧要的问题，同样会是一种伤害。了解身体及其缺陷是医学中最简单的部分，知道每个病人需要什么样的医生则要困难得多。

许多年前，我曾与一位全科医生共事，她认识到有时候对病人最有帮助的做法是倾听并体认病人的痛苦遭遇。当她听这些故事的时候，她会把双手放在胸前，十指交叉，作为一种象征性的盾牌。"这样，房间里的情绪就不会落在我身上，"她说，"有我的手保护我，它们就会被弹开。"我认识另一位在国外工作的全科医生，他只懂得一点儿当地的语言。他对病人的话一知半解，本来无法行医，但他告诉我他非常受欢迎，而且成效显著。"他们说的话，我大约只能听懂一半，"他对我说，"但他们似乎真的很感激我如此认真地倾听。"我记得一个从病毒感染后的疲劳中缓慢恢复的病人，我对她进行了一次长时间的应诊。全程我几乎没说话，但她最后说我给了她很大帮助，让我很惊讶。"我什么都没说呀。"一起走向出口的时候，我对她说。"可你听了。"她答道。

当把康复的希望寄托在医生身上时，我们可能不确定是要关注疾病的生物学原理（biology），还是要关注它的来历（biography），但这二者都可以让我们更深刻地理解如何陷入这场将自己送进诊室的危机里的。我们弄清疾病的生物学和在现实生活中的来历对理解疾病同样有效。正如约翰·劳纳所言："全科医生长期在疾病诊断和经验解释之间的不确定中工作。"有些人需要明白他们所患疾病的原理，才能更好地战胜它；其他一些人则需要将疾病理解成一个走向幸福结局的故事。

对有些人来说，毫无根据的保证令人恼火。文学批评家阿纳托尔·布洛亚德（Anatole Broyard）因前列腺癌而濒临死亡的时候，他不希望医生对他太过尊重，为了他的感受小心翼翼，而是希望医生能和他开玩笑、哄他，并告诉他要振作起来、继续努力，而不是提供虚假的安慰。他还写了他最喜欢的那类医生——书生气的医生。"路加是一位医生：想象一下，让契诃夫做你的医生，他本身就是医生。想象一下，由诗人威廉·卡洛斯·威廉姆斯（William Carlos Williams）或者小说家沃克·珀西（Walker Percy）做你的医生。想象一下，拉伯雷来做你的医生，他本身也是医生。我的上帝，我可以和他一起施展魔法！"给他看病的一个医生在他看来过于温顺有礼，无法"战胜像疾病这样强大的恶魔"。他提到另一位医生过于特立独行："他是危重病面前的唐纳德·特朗普……他让我想起了我认识的一位医生，他穿的西装看起来如此怪异，让我不禁怀疑他的医学判断。"对布洛亚德来说，理想的医生是一个几乎不可能存在的人物，威严、稳重而博学，能够成为医学批评家，就像布洛亚德曾是文学批评家一样："一个有才华的医生，但也是个有点形而上学的人。"尽管他对理想中的医生有很多想象,但他知道自己的期望是不合理的:"病人问得太多了,对一切都不耐烦,而他的医生可能害怕在解答时出丑。"最好的医生用他们的直觉来衡量每个病人需要什么样的医生,但对有些医生来说,这些需求是如此具体或庞大,他们难以满足。

那么我们能对医生有什么期望呢?医生们已经习惯了因无法治愈病人而产生的失望;如果病人期望医生能把每一种疾病都治好,他们也会失望。我一再发现,把自己当作向导而不是一个治疗者,一个在 30 年的临床实践中目睹过各种痛苦遭遇的人,一个从来没有也将永远不会把这些痛苦看尽的人,这样做更不容易造成伤害。我希望,如果是那些我有所了解的疾病,我能够给予病人帮助;如果是我未知的疾病,我会借助所有能利用的经验和他人的专业知识。医生作为引导者是一个古老的理念:公元 4 世纪时,东地中海地区的圣徒巴西勒(据说他创建了第一家公立医院)说,我们请医生的方式，应该"像我们在航海时把舵交给舵手一样"。

　　布洛亚德知道，对医生来说，病房里的每一天都是人类痛苦的巡展；而对病人来说，他们交给医生的东西可能代表着他们生命中的危机。在急诊科工作的时候，这一点带给我的冲击最为强烈。每隔 15 分钟左右我就会遇到一次，对病人来说可能是他们 1 年、10 年甚至一生中最可怕的事件。为了应对这种情况带来的冲击，大多数临床医生会以一种老练、冷漠的专业精神来与现实保持距离——这种距离能挽救他们的理智。但对布洛亚德来说，如果一个医生克服了这种冷漠，对病人的故事保持一些柔软和脆弱，那么这些"麻烦"将会换来更丰厚的回报，他们也会更具同理心。

　　可喜可贺的是，不同的医生对医学和康复有不同的看法。如果某人觉得自己和医生说的是不同的语言，那么不如换一个医生，或者至少承认他们缺乏理解。没有一个临床医生愿意做无效的应诊。但切忌为了换而换——无论政客们有怎样的愿望，医疗永远不可能成为一般意义上的市场。医疗的风险太高了，很少有什么能与之进行比较，而且我们必须对医生（和他们的处方）有信心，对普通的商人则无须如此。求医与购物完全不同。

在我的职业生涯中，曾多次遇到这样的情况：想要用友善的方式来引导病人走过病程，却没有起到作用。医患关系破裂，病情陡转直下，病人对不确定的事情期望过高，甚至超出了任何医生、护士能力所及的范围。任何医患关系的首要要素是信任。当信任消失，治疗就变得非常困难。

第十章

写下你的故事

《白鲸》（*Moby Dick*）中有一个情节，故事的主人公以实玛利（Ishmael）哀叹着他重病垂死的朋友魁魁格（Queequeg）。魁魁格是一名波利尼西亚捕鲸人，不受制于美国人的疾病观念，进而也不受制于美国人的康复观念。据麦尔维尔（Melville）描述，他如此确信自己即将死去，甚至打了一口棺材，爬了进去。躺在那儿，就在死亡的边缘，魁魁格想起有件重要的事情，他希望死前在岸上办完，于是立即恢复了健康。

　　船员们问他，生还是死是不是一个选择和意志力的问题，他回答"当然"——"这是魁魁格的想法，他认为要是一个人决心活下去，单是生病是死不了的；除非是大鲸，或者狂风，或者什么猛烈的、不可控制的、愚昧的暴力之类，那才能置人于死地。"①

这是一个强大的想法——有些疾病可以通过意志力来克服，而有些疾病则由于其暴力、"不可控制的"破坏力而不可战胜。

影响康复的精神力量是非常强大的，正如许多人认为的安慰剂效应。康复绝不是意志力的问题，但它有时会受到心态的影响。世界上试验最多的药物是安慰剂，因为每一种新药都必须经过对照试验的评估，而一项又一项的研究展现了安慰剂是多么惊人地有效。"安慰剂"（placebo）这个词本身的意思是"我会让人满意"，有时我们需要感觉到自己正在掌控疾病，影响它的结果，不管药物或干预有什么作用——安慰剂能帮我们做到这一点。安慰剂的一个迷人之处在于它们的颜色决定了效力：红色、黄色和橙色的安慰剂用于缓解疼痛或作为兴奋剂更有效，而蓝色和绿色的安慰剂作为镇静剂更有效。胶囊安慰剂比片剂效果更好。

---

① 《白鲸》，罗山川译，江苏凤凰文艺出版社，2021 年。

如果说，安慰剂可以通过操纵我们的期望来治愈我们，那么也可以说，我们的期望也具有同样强大的力量使我们生病。

苏珊娜·奥沙利文（Suzanne O'Sullivan）是伦敦的一名神经科学家，专门研究"功能性障碍"，这种疾病过去被称为"身心"疾病。她在《大脑狂想曲》（*It's All in Your Head*）和《睡美人》（*The Sleeping Beauties*）两本书中描述了许多毁灭性的疾病，这些疾病不是由肿瘤、中毒、感染或炎症引起的，而是由不断变化的生物、心理和社会意义层面之间的复杂作用引起的。人们曾经认为，身心疾病必定源于"压力"，这个词是从工程学传入医学的，以往只被用来描述施加在钢铁、木材或石头等材料上的压力。但是，奥沙利文的病人很多在生活中并没有感受到什么特别的压力。相反，他们的疾病是由他们的信念和期望引起的，其机制与导致集体歇斯底里爆发的机制相同。就像很多人倾向于相信红药片比白药片有效一样，你对自己疾病的看法会对你的感觉以及疾病的结果有着巨大的影响。

　　记得有次我打电话给一个病人，告诉他血液检测的结果显示他有严重的贫血。当时他正在骑自行车，而且已经毫无困难地骑了几英里[①]。但是当他得知自己患有贫血后，骑行的感受整个变了，他感到呼吸困难，无法再骑几英里回家。我还有一个病人认为，是眼睛上的伤导致她左眼失明。她从来不晓得，视觉的解剖结构证明一只眼睛受伤会影响到相对一侧的视觉，所以左眼受伤其实会让右侧的视觉受到干扰。她的左眼失明在解剖学意义上是不可能的，但对她来说却是显而易见的事实。

　　关于疾病的信念可能有令人难以置信的力量，而且有已知的死亡案例是由期望和某种意义上的信仰导致的。奥沙利文描述了来自老挝的苗族人的死亡事件，20 世纪 70 年代和 80 年代，他们在美国获得了难民身份，其中许多人感到他们的新家充满敌意、令人迷惘，开始在

---

① 1 英里 ≈ 1.61 公里。

睡梦中死亡。人们找不到任何生物学上的解释。奥沙利文提出，这些死亡在某种程度上是由绝望引起的："苗族人说，他们是被噩梦吓死的。"他还补充道："没人提出过更好的解释。"

我曾经在苏格兰高地的一家小医院工作，有一位妇女在她 70 岁生日的时候从遥远的村庄被人送来。她那困惑的全科医生还送来一封信，说这位女士确信自己即将死去，因为《圣经》规定了她的寿命为 70 年。全科医生无论说什么，都不能说服她。于是我们医院接收了她，经过评估，我们认为她是健康的，并且安排好了第二天送她回家。但是她竟然真的死了，就在当天晚上，尸检也没有得出任何解释。

如果我们能像魁魁格靠意念将自己从棺材里救出来那样，用意念让自己恢复健康就好了。但是，康复很少这么简单。有时我们可以通过更新对疾病的认识，改变我们的期望，或通过学习来重新评价我们的信念，以帮助康复。苏珊娜·奥沙利文讲述了一个关于后者的例子：一个因对解剖学的错误理解而"瘫痪"的病人，认为背部的"椎间盘突出"正在切断她的脊髓。直到医生对她详细解释了脊柱的构造（这也是我的诊室里挂一个塑料骨架的目的之一），加上物理治疗师的技巧和温柔的鼓励，她才开始明白椎间盘突出不可能切断她的脊髓或使她的腿瘫痪。一旦看清了她的信念是怎么回事——只是误解，她就开始好转了。

病人通过这种方式了解身体的解剖结构和功能往往有助于康复，就像老式的戏法一样：截肢者只需通过在镜中观察自己的身体，打破断肢仍然完整的错觉，就能成功地治好折磨人的"幻肢痛"。

我们是由精神和身体组成的复杂的人。但我们也是群体中的成员，群体的观念影响着我们对自己症状的理解。我们在众多不同的层面上感受自己的身体，而我们的感受会受到期望的影响。没有人会认为这类治病的事例很容易找到，也没有人认为一旦找到了，就可以直接利用它们来为医疗服务。从对瘫痪原理的理解到承认病毒感染后疲劳的存在，使某些疾病走向康复的最好方法是找到一个新的故事，以赋予我们的经历意义，即便不可能每次都有童话般的结局。我们接受不同故事的可能性，接受故事可以被重写，是朝着正确方向迈出的坚实一步。

第十一章　照护的人

我曾经在热带地区的儿童病房工作过。在那里，重症疟疾的患儿主要由他们的母亲照顾，而不是由人手紧张的护士。这些孩子烧得非常厉害，经常会引发热性惊厥，为了降低体温，护理人员会向孩子的母亲展示如何用温水给孩子擦拭身体。支持、喂食、清洗和降温等重要工作往往关系到生死。

　　有些人足够幸运，还留有童年时生病的记忆，带着被照顾、被关怀的感觉，这是一种早期的关怀体验，一种传达爱的温柔行为。对于许多年轻或年长的人来说，这种被照顾的经历也是成年生活的一部分。在英国，据估计，在新冠疫情期间，志愿护理人员每天为英国节省了相当于 5 亿英镑的费用。照顾所爱的人就像是人性的一个重要组成部分，无论是挽救生命的干预措施，像疟疾病房里的那些母亲做的一样，还是更细小的事情——帮你坐上轮椅，在你无法刮胡子的时候帮你，把汤端到床上给你。

但是，护理工作也会让人筋疲力尽。我所在的城市有一个名为 Vocal 的护理人员慈善机构，它开展了一系列培训和社交活动，有的在下午，有的在晚上，不仅提供同伴支持和情感上的支持，还提供实际的、金钱上的甚至家务上的帮助——夜间的暂休，外出度假时的支援。还有许多这样的慈善机构，如英国护理者协会（Carers UK）、护理者信托基金（Carers Trust）、英国老龄协会（Age UK）和阿尔茨海默病协会（the Alzheimer's Society）等。最近我为一个病人查看 Vocal 的网站时，看到即将举行的专题讨论会包括关于睡眠问题、同情疲劳、悲痛情绪的建议，特定残疾的资讯，以及一个读书俱乐部的会议详情。

新冠疫情期间的管制措施导致护理人员得到的支持大幅减少，我看到病人的生活受到了

极大的影响：支持服务大范围中止，有特殊需
要的儿童、身体残疾的成人、痴呆症病人在这
种境况下苦苦挣扎，毕竟这些服务的设立既是
为了帮助护理人员，也是为了帮助病人。在全
科医生的日常工作中，我也要负责支持护理人
员，有时我能做的仅仅是满怀同情地聆听并
给某家慈善机构打电话。我希望自己可以做得
更多。

有时候，成为一名护理人员意味着生活
将彻底转变。1999 年，艾伦·利特尔（Allan
Little）作为英国广播公司（BBC）驻俄罗斯的
记者，在莫斯科工作。当时，他住在伦敦的伴
侣希娜·麦克唐纳（Sheena McDonald）在一场
交通事故中受伤。她的头部遭受重伤，立即失
去了知觉。当艾伦听到事故的消息时，她已经
在重症监护室使用呼吸机了。

在听到消息后，艾伦没过几个小时就飞
到了伦敦，在伦敦大学学院医院的重症监护室
里，他在她的床边坐了两个星期，然后又在皇

后广场的伦敦神经病学专科医院的脑损伤病房里陪了她五个星期。但是，正如康复中经常发生的那样，一旦希娜恢复到可以出院回家，真正的困难才刚开始。在他俩与神经心理学家盖尔·鲁宾逊（Gail Robinson）共同撰写的《脑损伤后重建生活》（*Rebuilding Life after Brain Injury*）一书中，艾伦动情地写道，在任何病人的康复过程中，伴侣、父母、子女和护理人员必然扮演着关键却被忽视的角色。这是一本非同寻常的书，既是康复中的脑损伤病人的叙述，又是病人康复过程中近距离的伴侣见证，还是关于如何在脑损伤后恢复到最佳状态的临床指南。

脑损伤的危害极大，因为它同时破坏记忆、精神状态、社会行为、情绪和语言能力。这就对主要护理人员提出了巨大的要求，他们不仅要成为病人的支柱，也是病人和世界之间的翻译。他们要沟通和解释，还要保护和鼓励。在艾伦承担这一角色数月后，一位好朋友目睹了他在一次晚餐中为希娜做了所有这些事，甚至更多。晚餐后朋友问艾伦："你呢？谁在照顾你？"这是事故发生后第一次有人关心艾伦的生活，而他的反应是泣不成声。

2019年，我在爱丁堡国际图书节上主持了一场希娜·麦克唐纳、艾伦·利特尔和盖尔·鲁宾逊参与的讨论会，我们探讨了病人、临床医生和护理人员面对的康复挑战。盖尔谈到，希娜非凡而稳固的康复是建立在艾伦的支持这个坚实基础之上的。对艾伦来说，最终起作用的是他放弃了生活可以回到过去的想法：

> 这个旅程会改变你的生活轨迹，你的优先事项，你的价值观，你的希望和抱负，你对自己在这个世界上的认知，以及你与周围人的关系……你正在进入一个新的未知国度，不熟悉它的语言，也没有地图。

在一本关于脑损伤康复的书中，神经心理学家缪丽尔·勒扎克（Muriel Lezak）和托马斯·凯（Thomas Kay）认为："对康复的持续期望可能会导致客户和家庭陷入否认、沮丧和失望甚至更糟糕，产生极其不现实的期望和计划……我们更愿意把康复看作获得尽可能多的改善，从一开始就建立切合实际的期望。"这是一种清醒的认识，但康复有多种形式。艾伦接受了他和伴侣的生活已经发生不可逆转的变化，这让我想起了丹尼丝·赖利（Denise Riley）关于与悲伤共处的回忆录——《停滞的时间》（*Time Lived, Without Its Flow*）：

> 你现在的任务是，在唯一留给你的地方——当前的瞬间——居住，带着平和的心态，带着你能做到的最大善意。

第十二章

治　疗

医学上没有多少神奇的治疗方法，但"恢复期血浆"可以算作其中之一。这是从康复的病人捐赠的血液中提取的透明液体。因为捐赠者经受住了某种传染病并康复，他们的血液中充满了抗体，而这些抗体可以在更脆弱的人身上对抗同样的疾病。恢复期血浆作为一种治疗手段并不完美，但通过引起之前不存在的免疫反应，它为我们提供了一种对抗免疫系统无法战胜的疾病的极佳手段。

对细菌和病毒的最佳防御措施是预防——拥有抵御感染的力量和健康。恢复期血浆借用了一个人的健康和力量，将其用于帮助另一人。在 2020 年的最初几个月，随着新冠疫情在全球范围内蔓延，有研究测试了治疗重症新冠病毒感染的不同方法，并将恢复期血浆作为治疗的最终指标。这种疾病太新，根本没有其他标准可供参考。

这种保护模式与自然保护新生儿的方式类似，胎儿在子宫的安全环境中成长，如果没有通过胎盘获得母体抗体，出生后将完全无法抵御细菌和病毒的伤害。这些抗体甚至在婴儿出生前就为其做好了对抗感染的准备，并且不会在分娩后停止输送，而是通过母乳继续补给。只要母乳喂养继续下去，母体就会送来对抗流行病毒的抗体。从外部来看，这是一种完美的治疗方法。

但是，恢复期血浆有一个问题：抗体不稳定，脆弱且易分解，需要经常补充。血浆的制备成本也很昂贵，而且对身体来说，它是一种外来物质。更好的（预防）解决方案是接种有效的疫苗，因为接种疫苗能教会身体创造自己的抗体，也不会有感染的风险。但除了少数情况（如狂犬病），接种疫苗在短期内没有什么用处，必须在疾病开始之前就完成接种。2021

年，我看到了新冠疫苗项目的成效，城市中的人们从老到幼逐月接种疫苗，入院率也因此而下降。

如果抗体是我们自身产生的，那么效果也会更好，这个道理也适用于贫血的治疗。我刚开始行医时，为血红蛋白低于正常水平 2/3 的人输血是常规做法。然而我们当时不知道，将别人的血液注入接受者的静脉，可能会使实验室检测的数据看起来好些——血红蛋白的数量必然得到改善，但是新的血液并不能正常地工作。它太不新鲜了，在冰箱里存放的时间过长，而且对接受者来说是外来的。最近的研究表明，要让一个人从贫血中慢慢恢复，通过休息和良好的营养来让身体自己制造血液，比输入几品脱①别人的血液要好。有时，缓慢地恢复却最有效。

一个世纪前，医生们开出各种"补药"来

①　1 英制品脱 ≈ 568 毫升。

帮助病人康复，现在要弄清楚这些药物的效果有多少是由于安慰剂效应，却并不容易。它们通常含有铁、一点咖啡因和一些维生素。伊斯顿糖浆有口服液和片剂两种规格，含有奎宁和马钱子，人们认为它很有效，连极地探险家往返南极都要带着它。粉色莉莉①的蔬菜复合剂在19世纪70年代首次上市，被誉为"世界上最伟大的药"。托马斯·比彻姆（Thomas Beecham）的著名粉剂最初出现时也是作为补药。每隔一两个星期，就会有病人找我开这样或那样的"补药"，这点提醒了我，尽管现代医学在很大程度上已经放弃了饮食和营养对疾病康复至关重要的古老观念，但我的大多数病人却还没有。我还没什么行医经验的时候，曾试图解释我对补药不抱信心。但鉴于许多病人明显保持着这种信念，所以近来我偏向于利用他们的想法打

_____

① 《粉色莉莉》（"Lily the Pink"）是英国歌唱组合脚手架（The Scaffold）1968 年发行的歌曲，歌曲的创作原型是美国人莉迪娅·平卡姆（Lydia Pinkham），她研制并推销一种号称能治疗妇科疾病的补药。

印出一份饮食表。这是一些病人最起码的期望，而期望是强效药物。

病人认为治疗等同于服用药丸、糖浆或注射液体，这种想法是错误的。对于帕金森病病人来说，加入舞蹈俱乐部可能和服用药物一样有效；患有肺气肿的人可能最适合加入合唱团。芭蕾舞和瑜伽可以改善力量及平衡性，减少跌倒的风险。据我所知，步行俱乐部或园艺俱乐部能给人的精神、体能和信心带来翻天覆地的变化。如果是由医生提出这些建议，那么它们被称为"社会处方"。但是，孤独的时候加入某个团体，久坐不动则需要多多活动，这些都是常识，都是在遵循一个古老的理念——健康不能走极端，而要在极端之间找平衡。

我认识一个有赌瘾的人，最有效的治疗方法是把他转诊给债务顾问。对于一个正在与毒品依赖做斗争，为了满足毒瘾而挨饿的妇女来说，最好把她转诊到食品银行。橱柜里充足的食物能够使她安心戒毒。对于一个身体健康、刚刚退休、丧偶不久的男士来说，参加志愿者机构对他帮助最大。对于一个带着三个孩子逃离家庭暴力的人来说，最好给妇女援助机构在当地的分部打个电话。对于一个生活在潮湿、狭窄的贫民窟的移民家庭，则最好给住房管理部门写封信。

医生面对没有医学解决方案的问题可能会感到沮丧，而社会大众认定上述疗法需要医生的转介，也同样令人沮丧。英国政府最近建议赋予医生开蔬菜处方的权力，就是一个例子。有些人不去解决饮食不良的社会和经济原因，而是喜欢把贫困重新包装成一个医疗问题，进而把它推卸给卫生服务部门来处理。显然，让临床医生推荐俱乐部、更好的住房或食物银行的医学培训并没有什么特别之处——这些"治疗"应该对所有人开放。我们本不该指望医生来解决那些社会和政治问题，而在我的印象中，人们对医疗服务的要求已经超过了我们所能提供的范畴。但是，医学如要实现最广泛的目标，就必须接受对疾病根源的最宽泛的理解，无论是什么病，也无论病在哪里。

希波克拉底写道，疾病受到太阳运动、土壤质量和盛行风的影响。在某种意义上，他是对的。我们现在知道，空气污染、营养缺乏和土壤中的毒素都会导致死亡，而来自阳光的维生素 D 会影响我们身体对疾病的防御能力（这一点在新冠病毒感染中表现得最为突出，有研究发现了缺乏维生素 D 和细胞因子风暴之间的关联）。对皮肤癌的恐惧不无道理，这使得白皮肤的人躲避阳光，但对一些人来说，这种躲避已经变得极端，以至于他们的骨骼变得脆弱，免疫系统也受到影响。

尽管最广义的治疗方法可能包括恢复期血浆、母乳、药物、补品、唱歌、园艺、阳光、风、食物银行和瑜伽，但我偶尔会推荐另一种疗法，它可能比其他任何疗法都更有效。

心理治疗师卡尔·罗杰斯（Carl Rogers）率先提出了这样的观点：对于任何情绪和心理处于痛苦中的病人，需要的都是"无条件的积极关注"。确实只有极少数的人秉持着这种了不起的慷慨精神，对每个人讲话都带着善意和真诚的同情心，即使这被看作自找麻烦。捷径也是有的，尽管副作用包括活动量大增、扰乱注意力以及无时无刻的陪伴——养一只宠物吧。

第十三章　偶尔生病的好处

几年前，我照顾过两名男性，他们都是中年人，相隔几周先后发生了心搏骤停，倒地不起，表面上看是死了，却通过电击成功抢救了过来。随后，两人都安装了便携式自动除颤仪，除颤仪位于左锁骨的皮肤下方，直接连接心脏。除颤仪的形状和大小与火柴盒或打火机相似，在皮下鼓着包，很显眼。如果任何一人再次因为心律不齐而倒下，自动除颤仪将感知到这一变化，并通过电击使心脏回归正常的节律。

　　对于其中一位来说，濒临死亡的经历、生命的脆弱以及新出现的对除颤仪的依赖，都是痛苦难忘的。他开始惊恐不安，一刻不停地因锁骨下的凸起物而感到紧张兮兮。他担心它会出故障，并且这种担心无法停止。他在发病前是做行政工作的，但现在发现无法继续工作了。他害怕独处，夜夜遭受失眠的折磨。

对另一个人来说，同样的晕倒和复活的经历却引发了一种感恩的顿悟。他说，自己的新生是一份礼物，按理说，他本应该已经死了，而如今所有曾经困扰他的那些乏味又琐碎的烦扰似乎都消失了。能呼吸空气，能在地上行走，还能看到孙子们，他心满意足了。他原本一直过得很简朴，但现在开始享受丰盛的饭菜、美酒，还会去以前从未考虑过的地方度假。

他死了，却又活了过来，他走进的那个新生命丰富、温柔，满怀感恩。

这个故事让我想起了对濒死体验的另一种反应，小说家玛姬·欧法洛（Maggie O'Farrell）写过，她小时候差点死于脑炎。脑膜炎会影响大脑的包膜——"脑膜"，但脑炎会影响脑细胞，可能产生致命的后果。对欧法洛来说，在疾病触发的众多情感中，最强烈的不是感激，而是冒险的快感：

8 岁时差点失去生命这件事让我对死亡很乐观——也许过于乐观了。我知道死亡会到来，就在某个节点，但这个想法吓不倒我；相反，它的临近甚至让我感到熟悉。我知道，自己能活着是很幸运的，而且一不小心就会是另一种结果，这种认知转变了我的想法。我把延续下去的生命看作额外的东西，一个奖励，一种恩惠：我爱怎么活就怎么活。我不仅骗过了死亡，还摆脱了残疾的命运。除了充分利用它的价值，我还能在独立、可以自由移动的状态中做什么呢？

临床心理学家丽丝·马尔堡·古德曼（Lisl Marburg Goodman）认为，疾病给她的一些病人带来了对死亡的意识——就像我的第二个带着除颤仪的病人一样——可以让他们珍惜当下。在《死亡和创造性生活》（*Death and Creative Life*）这本书中，作者马尔堡·古德曼建议，我们不要从出生开始计算年龄，而是算出我们可以合理预期的死亡年份，然后倒数我们剩下的时间："通过这种方式，我们将始终把生与死摆在面前。"

清醒地认识到生命很短暂，这样生活并不容易，不管这种认识会带来哪些收获，它都会深刻地改变一个人。在长文《活在当下》（"Living in the Present"）中，哲学家哈维·卡瑞尔（Havi Carel）写道，与一种罕见的致命肺病的和解，如何使她对时间的看法发生了转变：

> 对我来说，时间确实发生了变化。我开始更认真地对待它。我开始充分地享受事物：记住那些感觉、观点和时刻。部分是为未来可能无法出门或下床的日子做准备，但也是为了把时间用来真正感知、体验令人愉悦的事物。我想感受到自己正尽情地活在当下，感受到自己就是现在。

对卡瑞尔来说，生命就像一条河流，而带着严重的慢性病活着，就如同看着这条河变成

"一连串汹涌的急流"。每一组急流都是疾病演变过程中的一次危机，而它们的动荡使平静的间隔变得更加珍贵。我们身体可能发生的问题是很可怕的，但这些问题揭示了一个对所有人都适用的真理：生命随时可能会被夺走。在某种层面上，康复和死亡有共同之处，它们都迫使我们直面自身的局限性和生存的脆弱本质。那么，在我们尚能做到的时候，为什么不尽情地生活呢？

卡瑞尔引用了尼采的话。对尼采来说，康复——"力量恢复"——是一种快乐的体验："我仿佛重新发现了生命，包括我自己；我品味了所有的好东西，甚至是那些微小的，因为没有别人能轻易尝到它们。"在另一处，尼采写到康复的主要情绪是一种感激："感激之情不断涌起，仿佛意外之事刚刚发生——康复者的感激之情，是因为康复是意外的。"

我记得，我在接受全科医生培训的初期曾遇到一位年轻女性，她在外出骑车时被一辆公共汽车撞倒，她在康复期间经历了一年多的外科手术，骨骼被反复地重新打破、复位。这种经历几乎让人无法忍受，但同时也让她发现了一种原本不知道自己拥有的内在力量。她看重的事情不一样了，她决心以一种热烈的方式生活下去，要是没受伤，她永远不会这样。我们的现实是自己创造的，正如我在那两个男性病人身上看到的那样，他们同样遭受了痛苦的濒死经历，同样被除颤仪救活，可他们解释这些经历的方式却截然相反。

阿纳托尔·布洛亚德描写他患前列腺癌经历的《沉醉于我的疾病》（*Intoxicated by My Illness*）是在我读过的书中，关于与疾病和解的思考最深入的一本。他写道："当我展望未来时，我感觉自己就像一个刚从漫长的午睡中醒来的人，发现夜晚已在我面前展开。"他对死亡的新认识并没有让他沮丧，余生的短暂反而使他的日子充满了壮观与美。"我把生命的平衡看作一条搭在三角钢琴上的美丽的佩斯利花纹披肩。"他甚至欣然接纳了自己患癌症的消息；它"就像一股强大的电流。我感到振奋。我是一个

全新的人了。所有旧日琐碎的自我都消失了，
我回到了本质"。

　　如果说我们能从生病的经历中获得什么礼
物或智慧，那肯定是更加重视健康，珍惜拥有
的东西，因为我们知道，健康可以被如此轻易
地夺去。

结

语

《世界卫生组织组织法》给健康下的定义是"不仅为疾病或羸弱之消除，而系体格、精神与社会之完全健康状态"。如果我们将此作为康复的目标，没有人有机会达成。我自己对健康的看法不那么苛刻，希望能更容易实现。"健康"意味着"完满"，有许多方法可以使我们重塑自我，达到这种状态，并在病后重建我们生活中的要素。与其说康复是一个终点，不如说它是动态的，就像生命一样，是一个旅行的方向，我们可以被引导前往。对任何人而言，如果他的生活是朝着更有尊严、更多理解、更符合自己意愿的方向发展，从某种意义来说就是在康复的旅程之中了。

　　克里斯托弗·沃德（Christopher Ward）教

授是康复医学的临床医生和专家，他曾问他的慢性病病人，如果他们没有生病，会错过生活中的哪些事。在他的《疾病与健康之间》（*Between Sickness and Health*）一书中，他解释说多年来他收到的答案多种多样：有些病人认为他们的夫妻关系加深了，有些说打开了"以前无法想象的可能性"。一位女士描述了她从与慢性疲劳共处中获得的力量，以及这种力量如何使她不再那么爱逃避，能够面对生活中的困难。对沃德来说，认为积极性可以克服所有障碍是武断的，他提醒读者，构成疾病的大部分因素是我们无力改变的。面对新病人，他总是先体认他们已经经历过并将继续经历的痛苦，然后修正治疗的目标，不一定要"康复"，也可以是"促成"：每个人都有机会发挥他们的潜力，成为最好的自己。至于如何成就适合每个个体的独特的完满，他引用了雷茵霍尔德·尼布尔（Reinhold Niebuhr）那篇著名的宁静祷文：

求你赐予我平静的心，去接受我无法

改变的事情，

　　　赐予我勇气，去做我能改变的事，

　　　赐予我智慧，使我能分辨两者的不同。

　　没有人可以凭言语摆脱身体、精神或情感上的长期痛苦，但改变我们对康复的期望是我们力所能及之事。靠着这一点，我看过很多人在最艰难的情况下找到了保持希望的办法。我们虽然往往不能战胜疾病，但可以找到方法来改善我们的环境，并在某种妥协的和平中与之共处。

　　即使 21 世纪的医学科技、外科学、遗传指纹分析和基因治疗已经进步，能够被明确治愈的疾病依旧少得令人吃惊。尽管现代医学经常让人失望，它仍然是一种应对身体问题和缺陷的强大手段，因此，世界上几乎所有地方都以某种形式采用了现代医学，甚至它定义和命名疾病的能力也有抚慰的作用。我见过许多病人被这种命名行为安抚，因为他们得知，折磨他们的东西是独立于他们自身而存在的。命名疾病提供了这样一个机会——加入一个由同病相怜的人组成的集体，而这本身就可以成为希望的来源。

但是也存在一个悖论：对疾病进行分类可能提供了一种虚假的确定感，将我们锁定在一种康复会自然实现的期望中。心灵和身体的现实情况是动态变化的，任何认为人类生活本质是静止不变的想象都是幻觉。当病人告诉我"我得了抑郁症"时，我知道自己的部分工作将是引导病人理解情绪是流动变化的，让他们更乐观地看待自己的精神状态。我发现，最有用的方法是不把疾病看作确定的、不可改变的命运，而是看作心灵和身体的故事。在一定范围内，故事是可以改写的。

没有人会变得更年轻，所有人都该记住，健康永远不可能是最终的目的，而是各种极端之间的平衡，且因人而异。我们是否能达到，既取决于我们的目标和优先事项，也取决于解剖学和生理学。医学上没有放之四海而皆准的东西，尽管我试图在书中提出一些关于复原和康复的想法，但我清楚，我能触及的只是一部分。我希望这些思考、经验和原则能对一些人有帮助。它们或许无法提供一条逃离疾病的出路，但至少可以帮助确定路线图。

因此，如果可以的话，请给康复以时间、空间和尊重。这是一个需要我们参与的行动，需要我们奉献自己；这是一件要付出努力和忍耐的工作，在某种程度上也是一种恩典。尽可能多地增加环境中的空间、光线、绿色，保持洁净和安静。请记住，治疗不是蛇梯棋：每一次走近健康和远离健康，我们都有比骰子更好的东西来指导自己；每一个盛衰周期，我们都会积累经验，在下一次帮上忙。请学习一种新的身体语言，并细心地听它说话。如果你需要病假条就去开一张吧，但要当心，别让你的生活变得局限，也别让你的信心减少。因为我们是社会人，需要在这个世界上活动，而工作可以帮助我们完成这个任务。可以的话，就去休假吧，不要太担心可能需要的恢复时间：每个人的恢复速度都不同，受到的压力也不同。可以的话，就去旅行吧，如果不能，就通过别人的故事或书本来间接体验旅行。注意周围的环境和自己的工作，如果它们导致身体生病，就换掉它们。想想我们的饮食，思考它是在促进还是阻碍恢复。健康是一种平衡：休息，但不要太多；活动，也不能太多。找自己信任的医生，但不要期望所有的医生和护士都一样：他们都是不同的，这样才好——他们是会犯错的个体，但通常都会竭尽全力。要记住照护者和我们周围的人也有自己的需要，也会遇到挫折。做自己最好的医生：药物是最基本的治疗方法，但还有其他许多种治疗方法——唱歌、散步、吃饭、跳舞，或者坐在阳光下，腿上趴着心爱的宠物。虽然疾病带来那么多的烦躁、挫折、痛苦和羞辱，但它是生命的一部分，可能会教给我们一些有价值的东西，即使只是让我们在拥有健康时珍惜健康，或者在别人的身上看到健康。医生和护士更像是园丁，而不是机械师。在春天染绿树木、让球茎破土而出的，与让康复发生的是同一种力量。我们要对自己好一点并谨慎对待听到的话，因为想法和期望与药物或毒药一样强大。人类通过故事来理解世界：不是所有的故事都有快乐的结局，但我们每个人都可以写下自己的一笔。

致

谢

亚伯拉罕·韦尔盖塞（Abraham Verghese），艾伦·利特尔，安德鲁·富兰克林（Andrew Franklin），安迪·埃尔德（Andy Elder），阿图尔·加万德（Atul Gawande），布赖恩·迪安（Brian Dean），卡勒姆·莫里森（Calum Morrison），塞西莉·盖福德（Cecily Gayford），克劳迪娅·加兰特（Claudia Galante），科林·斯佩特（Colin Speight），戴维·麦克奈什（David McNeish），埃萨·阿尔德盖里（Esa Aldegheri），菲奥娜·赖特（Fiona Wright），福洛拉·威利斯（Flora Willis），弗朗西丝卡·巴里（Francesca Barrie），盖尔·鲁宾逊，杰拉尔丁·弗雷泽（Geraldine Fraser），汉娜·罗斯（Hannah Ross），艾奥娜·希思（Iona Heath），伊什贝尔·怀特（Ishbel

White），伊沃娜·斯托拉雷克（Iwona Stolarek），贾妮斯·布莱（Janis Blair），詹娜·彭伯顿（Jenna Pemberton），珍妮·布朗（Jenny Brown），吉姆·加拉格尔（Jim Gallagher），金蒂·弗朗西斯（Jinty Francis），约翰·古多尔（John Goodall），约翰·墨菲（John Murphy），乔恩·斯通（Jon Stone），裘德·亨德森（Jude Henderson），朱莉·克雷格（Julie Craig），凯特·埃德加（Kate Edgar），林赛·麦克唐纳（Lindsey McDonald），马尔科姆·弗雷泽（Malcolm Fraser），迈克尔·斯坦恩（Michael Stein），迈克·弗格森（Mike Ferguson），米米·科利亚诺（Mimi Cogliano），尼古拉·格雷（Nicola Gray），皮尔·弗格森（Pearl Ferguson），彼得·多沃德（Peter Dorward），彼得·代尔（Peter Dyer），丽贝卡·萨瑟兰（Rebecca Sutherland），桑迪·里德（Sandy Reid），莎伦·劳森（Sharon Lawson），希娜·麦克唐纳，苏珊·希伦（Susanne Hillen），苏珊娜·奥沙利文，瓦伦丁娜·桑卡（Valentina Zanca）。

还要非常感谢：哈维·卡瑞尔，允许我引

用《疾病》（*Illness*）；杰伊·格里菲斯，允许我引用《狂躁抑郁》（*Tristimania*）；约翰·劳纳，允许我引用《如何不做医生》；玛姬·欧法洛，允许我引用《我存在》（*I Am, I Am, I Am*）中的《小脑》（"Cerebellum"）；维多利亚·斯威特，允许我引用《上帝的旅馆》；还有克里斯托弗·沃德，允许我引用《疾病与健康之间》。

参考文献

第二章　医院与康复

Roy Porter, *The Greatest Benefit to Mankind* (London: Fontana, 1999).

Florence Nightingale, *Notes on Nursing: What it is, and What it is Not* (London: Harrison, 1860).

R. S. Ulrich, 'View through a window may influence recovery from surgery', *Science* 224 (1984), 420 – 21.

Ian Goldin and Robert Muggah, *Terra Incognita: 100 Maps to Survive the Next 100 Years* (London: Century, 2020).

第三章　康复之路：蛇梯棋

Galen, *De Exercitio Per Parvam Pilam* in John

Redman Coxe, *The Writings of Hippocrates and Galen: Epitomised from the Original Latin Translations* (Philadelphia: Lindsay & Blakiston, 1846).

NHS Lothian Covid Recovery Booklet, 2020.

第四章　给康复的许可

General Medical Council, *Good Medical Practice* (London: GMC, 2013, updated November 2020).

Adrian Massey, *Sick-Note Britain* (London: Hurst, 2019).

P. B. Lieberman and J. S. Strauss, 'The recurrence of mania: environmental factors and medical treatment', *The American Journal of Psychiatry* 141 (1984), 77 – 80.

Hellen Matthews and John Bain (eds), *Doctors Talking* (Edinburgh: Scottish Cultural Press, 1998).

Michael Balint, *The Doctor, His Patient & the Illness* (London: Pitman, 1957).

Bertrand Russell, 'In Praise of Idleness', *Harper's Magazine*, October 1932.

Rabindranath Tagore, *Glorious Thoughts of Tagore* (Delhi: New Book Society of India, 1965).

Oliver Sacks, 'Sabbath' in *Gratitude* (London: Knopf, 2015).

Theodore Zeldin, *An Intimate History of Humanity* (London: Vintage, 1994).

第五章　旅行的意义

Cicero,*Tusculan Disputations IV*, trans. J. E. King (Cambridge, MA: Harvard University Press/Loeb Classical Library 141, 1971), 35.

Charles Darwin, *On the Origin of Species* (London: John Murray, 1859).

Geoffrey Chaucer, 'Prologue' in *The Canterbury Tales* (Harmondsworth: Penguin, 1963).

J. R. R. Tolkien, *Tree and Leaf* (London: HarperCollins, 1988).

第六章　用于康复的建筑

Lothian Health Services Archive: https://www.

lhsa.lib.ed.ac.uk/exhibits/hosp_hist/astley_ainslie.htm, accessed September 2021.

第七章　休息疗法

Virginia Woolf, *Mrs. Dalloway* (Oxford: Oxford University Press, 2000).

Silas Weir Mitchell, 'Convalescence' in *Doctor and Patient* (Philadelphia: Lippincott, 1901).

Anne Stiles, 'Go rest, young man', *Journal of the American Psychological Association* 43 (2012), 32.

第八章　回归自然

Thomas Mann, *The Magic Mountain*, trans. H. T. Lowe-Porter (London: Vintage, 1999).

Victoria Sweet, *God's Hotel* (New York: Riverhead, 2012).

第九章　理想的医生

William Osler, in *The Quotable Osler* (Philadelphia: American College of Physicians, 2008).

John Launer, *How Not to Be a Doctor* (London: Duckworth, 2019).

Donald Winnicott, 'Skin Changes in Relation to Emotional Disorder' (1938) in *The Collected Works of D. W. Winnicott* Volume 1 (Oxford: Oxford University Press, 2017).

Jay Griffiths, *Tristimania* (London: Hamish Hamilton, 2016).

Anatole Broyard, *Intoxicated by My Illness* (New York: Ballantine, 1992).

Abraham Nussbaum, *The Finest Traditions of My Calling* (New Haven: Yale University Press, 2016).

第十章　写下你的故事

Herman Melville, *Moby Dick* (New York: Harper, 1851).

J. M. de Craen et al., 'Effect of colour of drugs: systematic review of perceived effect of drugs and of their effectiveness', *BMJ* 313 (1996), 1624 – 6.

Suzanne O'Sullivan, *It's All in Your Head* (London:

Chatto & Windus, 2015).

Suzanne O'Sullivan, *The Sleeping Beauties* (London: Picador, 2021).

第十一章　照护的人

Unseen and Undervalued-Carers UK Report, November 2020.

Sheena McDonald, Allan Little and Gail Robinson, *Rebuilding Life after Brain Injury* (Abingdon: Routledge, 2019).

Thomas Kay and Muriel Lezak, chapter 2, 'The nature of head injury', in D. W. Corthell (ed.), *Traumatic Brain Injury and Vocational Rehabilitation* (Menomonie: University of Wisconsin, 1990).

Denise Riley, *Time Lived, Without Its Flow* (London: Picador, 2019).

第十三章　偶尔生病的好处

Maggie O'Farrell, 'Cerebellum' in *I Am I Am I Am* (London: Tinder Press, 2018).

Lisl Marburg Goodman, *Death and the Creative Life* (Harmondsworth: Penguin, 1983).

Havi Carel, *Illness* (Abingdon: Routledge, 2013).

Friedrich Nietzsche, *Ecce Homo*, trans. R. J. Hollingdale (Harmondsworth: Penguin, 1992).

Friedrich Nietzsche, *The Gay Science*, trans. W. A. Kaufmann (London: Vintage, 1974).

Anatole Broyard, *Intoxicated by My Illness* (New York: Ballantine, 1992).

结　语

Christopher Ward, *Between Sickness and Health* (Abingdon: Routledge, 2020).

Elisabeth Sifton, *The Serenity Prayer: Faith and Politics in Times of Peace and War* (New York: W. W. Norton, 2005).

图书在版编目（CIP）数据

你能回到生病之前吗 / (英) 加文·弗朗西斯著；
刘阳译 . -- 北京：中国友谊出版公司 , 2024.8
ISBN 978-7-5057-5796-7

Ⅰ . ①你… Ⅱ . ①加… ②刘… Ⅲ . ①康复医学—基
本知识 Ⅳ . ① R49

中国国家版本馆 CIP 数据核字 (2023) 第 247600 号

著作权合同登记号　图字：01-2024-1123

书名	你能回到生病之前吗
作者	〔英〕加文·弗朗西斯
译者	刘阳
出版	中国友谊出版公司
发行	中国友谊出版公司
经销	新华书店
印刷	河北中科印刷科技发展有限公司
规格	880 毫米 × 1230 毫米　32 开 5 印张　60 千字
版次	2024 年 8 月第 1 版
印次	2024 年 8 月第 1 次印刷
书号	ISBN 978-7-5057-5796-7
定价	49.80 元
地址	北京市朝阳区西坝河南里 17 号楼
邮编	100028
电话	(010) 64678009